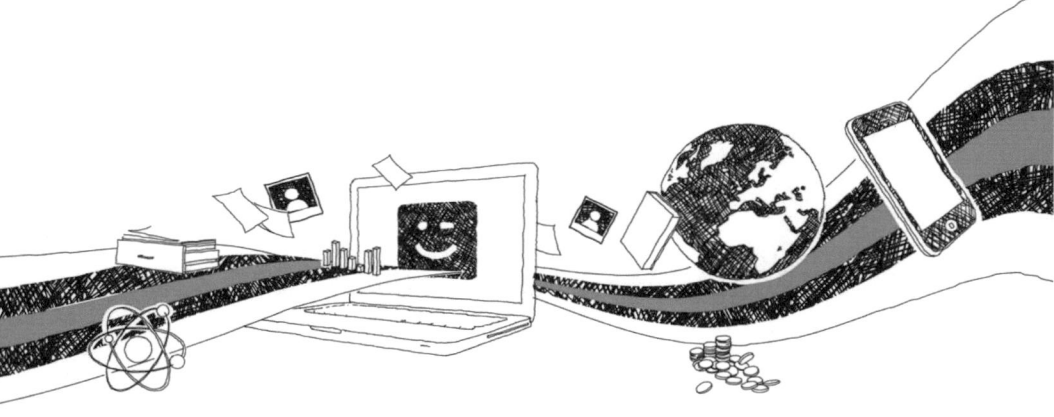
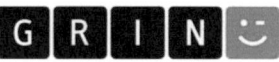

# Auswirkung des demographischen Wandels anhand der Marktform Polypol. Fitness- und Präventionsdienstleistungen an Älteren

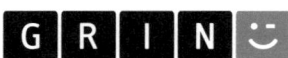

**Bibliografische Information der Deutschen Nationalbibliothek:**

Die Deutsche Nationalbibliothek verzeichnet diese Publikation in der Deutschen Nationalbibliografie; detaillierte bibliografische Daten sind im Internet über http://dnb.d-nb.de abrufbar.

ISBN: 9783346731265
Dieses Buch ist auch als E-Book erhältlich.

Druck und Bindung: Books on Demand GmbH, Norderstedt Germany
Gedruckt auf säurefreiem Papier aus verantwortungsvollen Quellen

Das vorliegende Werk wurde sorgfältig erarbeitet. Dennoch übernehmen Autoren und Verlag für die Richtigkeit von Angaben, Hinweisen, Links und Ratschlägen sowie eventuelle Druckfehler keine Haftung.

Das Buch bei GRIN: https://www.grin.com/document/1278542

Deutsche Hochschule für
Prävention und Gesundheitsmanagement
Hermann-Neuberger-Sportschule 3
66123 Saarbrücken

# Hausarbeit

| | |
|---|---|
| **Studiengang** | **Master of Arts**<br>**Prävention und Gesundheitsmanagement** |
| **Studienmodul** | **Marketing und Vertrieb 1** |
| **Datum Präsenzphase**<br>(siehe Ergebnisdokumentation) | **11.07.2022- 13.07.2022** |
| **Aufgabe** | **Erläuterung des demographischen Wandels anhand**<br>**der Marktform Polypol am Beispiel der Fitness- und**<br>**Präventionsdienstleistungen an Älteren** |

# Inhaltsverzeichnis

# 1 Marktformen

Der Markt ist der virtuelle Ort, an dem das Gesamtangebot und die Gesamtnachfrage zusammentreffen. Durch die verschiedenen Marktformen werden die Marktgegebenheiten gekennzeichnet. Anhand der Marktformen können die unterschiedlichen Verhaltensweisen der Marktteilnehmer, sowie die unterschiedlichen Vorgehensweisen in der Preisbildung beobachtet werden (Herdzina & Seiter, 2009, 150 ff.).

Das ausschlaggebende Kriterium zur Klassifizierung der Marktformen ist die „Anzahl der Anbieter auf dem Markt" und die „Anzahl der Nachfrager auf dem Markt" (Kortmann, 2006, 356 f.). Eine weitere Klassifizierung der Marktformen erfolgt in die Kategorien „Polypol", „Oligopol" und „Monopol".

Im Folgenden wird anhand des Beispiels „Fitness- und Präventionsdienstleistungen an Älteren" die Auswirkung des demografischen Wandels hinsichtlich der Marktform Polypol erläutert. Der demographische Wandel bezieht sich auf die steigende Zahl älterer Menschen in Fitness- und Gesundheitseinrichtungen.

## 1.1 Polypol

Die idealtypische Marktform Polypol ist charakterisiert durch die Gleichverteilung der Marktteilnehmer auf seitens des Anbieters einer Leistung und der Nachfrage einer Leistung (Kortmann, 2003, S. 385). Aufgrund eines demografischen Wandels in einer bestimmten Branche können sich die idealtypischen Markformen verändern.

Der Arbeitgeberverband deutscher Fitnessanlagen DSSV zählte Ende des Jahres 2017 rund 1,33 Millionen Frauen und Männer gehobenen Alters, welche Fitnessstudios regelmäßig aufsuchen. Das ist binnen vier Jahren (Vergleich zu 2013) ein Plus von fast 20 Prozent (DSSV, 2017).

Durch die stetige Zunahme älterer Menschen, welche Fitness- und Präventionsdienstleistungen in Anspruch nehmen, steigt die Nachfragekurve. Folglich steigen mit der Nachfragekurve auch die Preise der Fitnessanlagen. Aufgrund der hohen Nachfrage, sowie der Aussicht auf Gewinn, steigt ebenfalls die Angebotskurve, da neue Betreiber neuer Fitness- oder Gesundheitsstudios Leistungen für Ältere auf dem Markt anbieten. Die Marktform Polypol ändert sich aufgrund des beschriebenen Verlaufes kurzzeitig in Richtung des Oligopols. Der Anstieg neuer Fitness- und Gesundheitsstudiobetreiber auf dem Markt bleibt solange vorhanden, bis der ursprüngliche Anfangspreis wieder erreicht ist. Nach dem Anstieg der Preiskurve sinkt diese wieder, da die Betreiber konkurrenzfähig bleiben müssen und aus der Konkurrenz herausstechen wollen. Letztendlich bildet der Preis sich im Rahmen der Einstiegshöhe zurück.

## 1.2 Kurzfristige Änderungen für ein einzelnes Unternehmen

Der Markteintritt weiterer Unternehmen in die Fitness- und Gesundheitsbranche wirkt sich kurzfristig auf die Preisbildung aus. Auch der Gewinn einzelner Unternehmen der Branche verändert sich.

In der folgenden Abbildung 1 wird die steigende Nachfrage von D1 auf D2 am Markt dargestellt. Durch den Nachfrageüberschuss für Fitness- und Gesundheitsstudios von älteren Menschen steigt der Preis kurzfristig von P1 auf P2. Das einzelne Unternehmen erhöht die Gesamtmenge von Q1 auf Q2. Der Gewinn des Unternehmens erhöht sich.

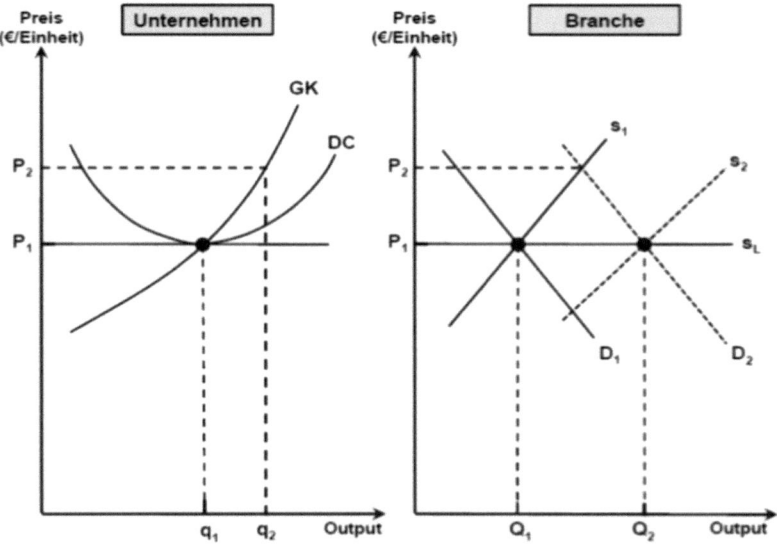

Abbildung 1: kurzfristige Änderung der Preisbildung und Gewinn für ein Unternehmen (modifiziert nach Pindyck & Rubinfeld, 2005, S. 388).

## 1.3 Kurzfristige und langfristige Effekte

Wie in den vorherigen Kapiteln beschrieben, steigt aufgrund der hohen Nachfrage eines Produktes oder einer Dienstleistung die Angebotskurve. Hier kann zwischen der kurzfristigen und langfristigen Angebotsfunktion eines Unternehmens unterschieden werden. Das Unternehmen wählt in beiden Fällen die Gütermenge aus, bei welcher der Preis gleich den Grenzkosten gesetzt ist. Die kurzfristige Angebotsfunktion bietet jedoch nicht die Möglichkeit alle Produktionsfaktoren optimal anzupassen. Eine Erweiterung der Produktion bei steigendem Marktpreis verursacht höhere Grenzkosten, welche das Unternehmen langfristig akzeptieren müsste (Pindyck & Rubinfeld, 2009). Somit gibt die kurzfristige Marktangebotskurve die Gütermenge an, die zu jedem möglichen Preis kurzfristig von dem Unternehmen produziert werden kann.

Die kurzfristige Angebotskurve der einzelnen Unternehmen kann abgeleitet und durch die Addition der Angebotskurven der einzelnen Unternehmen errechnet werden. Bei der langfristigen Marktangebotskurve ist diese Ermittlung nicht möglich, da Unternehmen wechselnd auf dem Markt erscheinen und diesen wieder verlassen aufgrund der Marktpreisveränderung (Pindyck & Rubinfeld, 2009). Der Verlauf einer langfristigen Angebotskurve hängt von der Form und dem Ausmaß der Veränderung des Branchenoutputs auf die Preise ab, die von dem Unternehmen für die Produktionsinputs gezahlt werden müssen (Pindyck & Rubinfeld, 2013, S. 418).

Bei der kurzfristigen Gewinnmaximierung hat das Unternehmen eine fixe Kapitalmenge. Da die Kapitalmenge fix ist, müssen die Produktionsfaktoren gewinnmaximierend eingesetzt werden. Ein niedriger Output, aber auch hoher Output führt zu einem niedrigen Gewinn. Das Unternehmen kann kurzfristig mit einem Verlust arbeiten, wenn für die Zukunft ein Gewinn erwartet wird, der Preis seines Produktes steigt und die Produktionskosten sinken.

Bei der langfristigen Gewinnmaximierung wählt das Unternehmen ein Output, bei welchem der Preis gleich den langfristigen Kosten ist. Der Gewinn des Unternehmens ist umso höher, je höher der Marktpreis ist (Pindyck & Rubinfeld, 2009).

Die beschriebenen Effekte können ebenfalls auf das Beispiel der „Fitness- und Präventionsdienstleistungen an Älteren" übernommen werden. Durch die erhöhte Nachfrage älterer Menschen an bestimmten präventiven Trainingsangeboten steigt kurzfristig der Preis für dieses Angebot. Gleichzeitig steigt auch der Preis der Produktionsfaktoren, da neue

Geräte, mehr Personal und Ausstattung benötigt wird. Schlussendlich steigt die Angebotskurve, da neue Unternehmen in den Markt eintreten und der Output wird erhöht.

Die langfristigen Effekte spiegeln sich in der Senkung des Preises für das präventive Training älterer Menschen wider, da die Unternehmen weiterhin am Markt existieren wollen. Durch die Senkung der Preise mindert das einzelne Unternehmen sein Gewinnniveau. Unternehmen, welche die finanzielle Situation auf dem Markt nicht tragen können und dementsprechend keine Gewinne erzielen, verlassen den Markt der „Fitness- und Präventionsdienstleistungen an Älteren" wieder.

## 1.4 Langfristige Marktanpassung

Die langfristige Marktanpassung sorgt auf dem Arbeitsmarkt für eine erhöhte Nachfrage an Fitnessfachkräften. Die einzelnen Unternehmen sind auf ausgebildete Fachkräfte angewiesen, vor allem im Bereich des Gesundheits- und Präventionstraining für ältere Menschen. Durch die erhöhte Nachfrage der Arbeitgeber am Markt ist nur ein begrenztes Angebot an qualifizierten Arbeitnehmern vorhanden. Das Eintreten neuer Unternehmen auf dem Markt sorgt für eine Erhöhung des Outputs und der Menge. Somit erhöhen sich in Bezug auf die Produktionsfaktoren die Preise. Die Kosten für das qualifizierte Personal werden sich erhöhen.

# 2 Preis- und Nachfrageelastizität

Nicht nur die Art einer Veränderung des Angebotes oder der Nachfrage ist entscheidend, sondern auch das Ausmaß dieser Veränderung. Das Veränderungsausmaß wird als Elastizität bezeichnet. Diese Elastizität misst die Empfindlichkeit einer Variablen im Hinblick auf eine andere Variable (Pindyck & Rubinfeld, 2013, S. 65).

## 2.1 Monopolistische Konkurrenz

Nach Stiglitz und Walsh (2010, S.315) wird eine Marktstruktur als monopolitische Konkurrenz bezeichnet, bei welcher die Anzahl der Anbieter größer sind als im Oligopol, aber noch zu gering für eine vollständige Konkurrenzsituation. Markenrechte, oder auch Patentrechte, schützen den Monopolisten vor Anbietern eines identischen Produktes. Allerdings ist die Marktmacht des Monopolisten dadurch auch begrenzt. Die Kunden würden nur bei einem sehr großen Preisunterschied zur Konkurrenz wechseln. Einige Käufer finden jedoch bei der Konkurrenz ein ähnliches Produkt und würden nach dem Preis entscheiden. Die Preiselastizität der Nachfrager wird umso größer, je mehr ähnliche bzw. zu ersetzende Produkte und Dienstleistungen auf dem Markt existieren.

Nimmt ein Unternehmen eine erhebliche Senkung des Preises vor, werden die Kunden auf die Senkung des Preises reagieren und die Nachfrage steigt. Auch die Absatzmenge erhöht sich. Jedoch ist zu beachten, dass die erhebliche Senkung der Preise auch zu einer Erhöhung der Durchschnittskosten führt.

Bei einer erheblichen Erhöhung des Preises werden die Kunden zur Konkurrenz abwandern und der Absatz sinkt auf null (Kortmann, 2006, S. 516).

Wenig gesenkte Preise und minimal erhöhte Preise führen zu keinerlei großer Veränderung der Preiselastizität.

## 2.2  Werbung in der monopolistischen Konkurrenz

Bei vollkommener Konkurrenz auf einem Markt, auf welchem viele identische Produkte angeboten werden, würde es sich nicht lohnen als Anbieter Werbung über die Vorteile seines Produktes zu kreieren. Im Gegensatz hierzu fördert Werbung bei unvollständigem Wettbewerb die Nachfrage nach den jeweiligen Produkten eines Unternehmens. Die Werbung fördert folglich in diesem Fall den Wettbewerb (Stiglitz & Walsh, 2010, S. 401).

Wie in der folgenden Abbildung 2 aufgeführt, spielt Werbung für die Marktform der monopolistischen Konkurrenz eine wichtige Rolle.

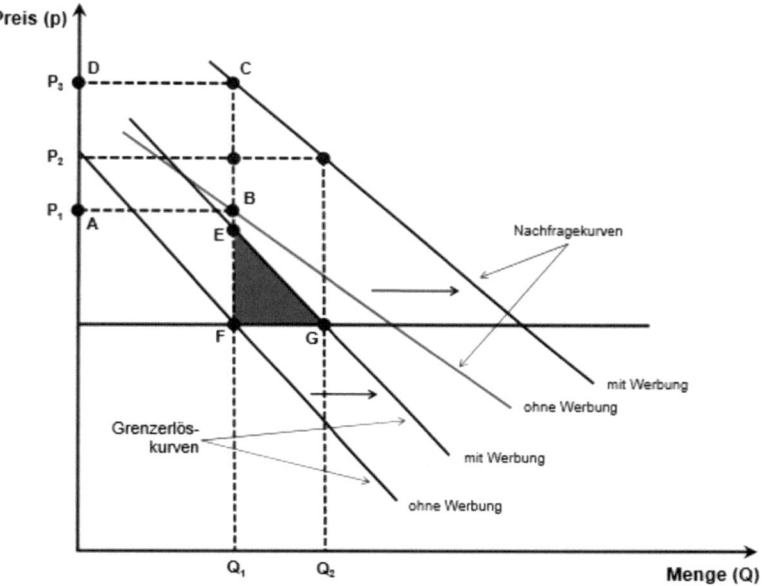

Abbildung 2: Werbung für die Markform der monopolistischen Konkurrenz, Einfluss auf Nachfrage-kurve (modifiziert nach Stiglitz & Walsh, 2010, S. 402)

Die Abbildung von Stiglitz und Walsh (2010, S. 402) zeigt die Bedeutung der Werbung für ein Unternehmen in der monopolistischen Konkurrenz. Aufgrund des Einsatzes von Werbung kann das Unternehmen die bisherige Menge zu einem höheren Preis (P1 auf P2) verkaufen. Der Umsatz wird durch die ursprüngliche Absatzmenge Q1 multipliziert mit der Preisänderung von P3 statt P1 erhöht. In der Abbildung wird dies durch die Fläche ABCD dargestellt (Schlaffke & Plünnecke, 2017).

Die Nachfragekurve und die Grenzerlöskurve verschieben sich nach oben. Dies führt zu einer Erhöhung der Absatzmenge. Damit der Output von Q1 auf Q2 steigt, werden die Grenzkosten dem Grenzerlös gleichgesetzt. Der Umsatz wird durch die Fläche zwischen dem Grenzerlös und der Grenzkostenkurve von Q1 und Q2 gemessen. Die Fläche EFG kennzeichnet den Gewinn.

Es besteht somit ein Nettozuwachs der Fläche ABCD und der Fläche EFG. Hierbei müs-sen noch die Werbekosten subtrahiert werden (Stiglitz & Walsh, 2010, S.402).

# 3    Asymmetrische Informationen und Märkte

Nach Pindyck & Rubinfeld haben Konsumenten und Produzenten im optimalen Fall vollständige Informationen über die ökonomischen Variablen eines Produktes oder einer
Dienstleistung, die für ihre Entscheidungen relevant sind (2013, S. 844). Wenn für diese
Informationen jedoch beispielsweise Kosten entstehen, kann es sein, dass Konsumenten
und Produzenten nicht über die gleichen Informationen verfügen (Varian, 2011, S. 803).
Somit verfügen einige Marktteilnehmer über mehr Informationen als andere Marktteilnehmer, was als Vorliegen von asymmetrischen Informationen („adverse seletion") bezeichnet wird (Varian, 2011, S. 803).

## 3.1    Asymmetrische Informationen

Eine „adverse selection" besteht, wenn Produkte verschiedener Qualität zum selben Preis
verkauft werden. Grund dafür ist, dass Käufer und Verkäufer unterschiedliche Informationen über die Qualität der Produkte zum Kaufzeitpunkt haben (Stiglitz & Walsh, 2010,
S. 404). Laut Akerlof sind die asymmetrischen Informationen der Grund, weswegen qualitativ geringere Güter die qualitativ hochwertigeren Güter vom Markt drängen (1979, S.
489 f.). Dieses Problem wird „Lemon-Problem" genannt (Pindyck & Rubinfeld, 2013, S.
847). Das „Lemon-Problem" ist eines der Hauptauslöser für das Versagen von Märkten
(Varian, 2011, S. 805).
Anhand des Marktes der Fitness- und Gesundheitsbranche kann die „adverse selection"
und das darauffolgende „Lemon-Problem" dargestellt werden.
Auf dem Fitnessmarkt befinden sich viele Anbieter mit verschiedenen Schwerpunkten im
Bereich Fitness und Gesundheit. Auf der einen Seite gibt es die Gesundheitsstudios, meist
Einzelbetriebe im gehobeneren Preissegment. Auf der anderen Seite befinden sich die
Kettenstudios, im mittleren oder unteren Preissegment. Das qualitativ gehobenere Studio
(Einzelbetrieb), sowie das qualitativ niedrigere Studio (Kettenbetrieb) bieten beispiels-
weise Gesundheitstraining in Form von Rehabilitationssport als Dienstleistung für ältere
Menschen an. In diesem Fall müssen die Kunden in erster Linie entscheiden, in welchem
Preissegment die Dienstleistung in Anspruch genommen werden soll. Zwischen dem Be-
trieb und dem Kunden liegen asymmetrische Informationen vor, da die Qualität dieser
Dienstleistung im Vorhinein nicht bekannt ist. Die Dienstleistung des qualitativ niedrigeren Studios (Kettenbetrieb) könnte somit eine „Lemon" sein, da der Kunde bei Vertrags-
abschluss noch nichts über die schlussendliche Qualität der Dienstleistung kennt, sondern

eventuell nur von dem niedrigen Preis überzeugt ist. Die genannten Betriebe wissen wesentlich mehr über die Qualität der angebotenen Dienstleistungen als der Kunde. Es liegt hier ein Markt vor, auf dem sowohl qualitativ hochwertiges als auch qualitativ minderwertiges Training zu verschiedenen Preiskategorien angeboten werden kann. Die Preise des Kettenbetriebes liegen unter den Preisen des Einzelbetriebes. Die Anbieter des Einzelbetriebes sind nicht bereit die Preise zu senken, da sie wissen, welche Qualität und Kosten die professionelle Dienstleistung mit sich bringt. Dadurch wird das qualitativ hochwertigere Studio systematisch aus dem Markt gedrängt und wird bestimmte Trainingsformen oder Trainingsarten nicht zu den Konditionen des Kettenbetriebes anbieten. Die Qualität für diese Dienstleistung sinkt auf dem Markt.

## 3.2  Signaling

Damit das „Lemon-Problem" gehändelt werden kann, stellt das „Signaling" eine Hilfe für Käufer und Verkäufer dar. In den 70er Jahren wurde die „Signalisierung" von dem amerikanischen Ökonomen Michael Spence entwickelt. Michael Spence bewies, dass auf einigen Märkten die Verkäufer den Käufern Signale über die Qualität ihrer Produkte übermitteln (Spence, 2007, 1 ff). Die Käufer erhalten somit mehr Informationen über die Qualität eines Produktes oder einer Dienstleistung. Die Seite des Verkäufers, die informierende Marktseite, kann die Signale erst übermitteln, nachdem die durch die Informationsübermittlung anfallenden Kosten dem möglichen erzielbaren Signalnutzen abgewogen wurde.

Ein Arbeitgeber kann die Produktivität eines Arbeitnehmers anfangs nicht direkt beobachten. Jedoch kann der Arbeitgeber die Produktivität des neuen Arbeitnehmers über „Signale" ableiten. Der Schulabschluss eines Arbeitnehmers zeigt dem Arbeitgeber mehr oder weniger die Lernfähigkeit und Lernbereitschaft. Dies stellt für den Arbeitgeber ein „Signal" dar. Des Weiteren zeigt ein Studium dem Arbeitgeber die Produktivität des Arbeitnehmers. Der Arbeitnehmer besitzt die Fähigkeit des Willens zum Lernen und Weiterbilden. Das Studium weist einen gewissen Schwierigkeitsgrad auf, welches für einen unproduktiven Studenten nicht realisierbar ist und daher oft nicht absolviert wird.

Je höher die Kosten für ein Studium sind, desto unproduktiver ist der Student, da mehr Zweifel und Zeit für die Finanzierung des Studios investiert wird. Auf der anderen Seite, je günstiger das Studium ist, desto produktiver und motivierter ist der Student. Der Student kann mehr Zeit in sein Wissen investieren und ist somit wissbegieriger.

## 3.3 Anwendung in der Praxis

Produkte und Dienstleistungen hoher Qualität eines Anbieters müssen der Nachfrageseite signalisiert werden, damit das Produkt ohne das Entstehen von asymmetrischen Informationen verkauft werden kann, und vor allem vom Kunden mit guten Gewissen gekauft werden kann. In der Fitness- und Gesundheitsbranche können Fitness- und Gesundheitsstudios ihre Qualität zertifizieren lassen. Die Zertifizierung über den Arbeitgeberverband deutscher Fitness- und Gesundheits-Anlagen (DSSV) nach der DIN EN 17229 und DIN 33961 ist für Fitnessstudiobesitzer eine Möglichkeit, die Qualität ihres Angebotes zu belegen und die Qualität potenziellen Kunden sichtbar zu machen. Die Normen legen Mindestanforderungen für Fitness- und Gesundheitsstudios fest. Darin enthalten sind operative und betriebliche Verfahren für das Angebot und die Bereitstellung der Dienstleistung, sowie die Anforderungen für die Auswahl und Aufstellung der Ausrüstung eines Fitness- und Gesundheitsstudios. Die Zertifizierung nach der DIN EN 17229 sorgt für eine sichere und geregelte Umgebung, die dem Kunden geboten wird (DSSV, 2009). Somit beruht nicht nur die Studioausstattung auf hoher Qualität, sondern auch die Quantitäten und Qualitäten der eingesetzten Arbeitnehmer eines Fitness- oder Gesundheitsstudios.

Das nova vita fit in Schacht-Audorf, Norddeutschland, hat sich nach DIN 33961 zertifizieren lassen. Das Studio bietet zertifiziertes Gruppentraining, gerätegestütztes Herz-Kreislauf-Training, gerätegestütztes Krafttraining, sowie einen qualitativ hochwertigen und geprüften Service an. Die Zertifizierung hebt das nova vita fit von anderen Mitbewerbern auf dem Markt ab und dient als Verkaufs- und Marketingargument (DSSV, 2018).

Eine weitere Möglichkeit die Qualität eines Anbieters zu signalisieren ist der TÜV- geprüfte Gütesiegel. Das einheitliche Gütesiegel „Prae-Fit" soll Verbrauchern ermöglichen, die Qualität von gesundheitsorientierten Fitnessstudios zu erkennen. Gleichzeitig profitiert der Kunde von einer Mitgliedschaft eines TÜV-geprüften Anbieters mit dem Gütesiegel, da die Krankenkassen das gesundheitsorientierte Training in den meisten Fällen bezuschusst (TÜV Rheinland, 2009). Die bekannteste Fitnesskette für dieses Beispiel ist INJOY. INJOY erhielt bereits mehrere TÜV-geprüfte Gütesiegel. Die Fitnesskette wurde 2022 bereits zum sechsten Mal als bestes Fitness-Studio im Bereich Service und Angebot ausgezeichnet (INJOY, Januar 2022).

# 4 Wettbewerbsstrategien

Ein Anbieter versucht mit verschiedenen Wettbewerbsstrategien die wirtschaftliche Effizienz zu erhöhen. Die Spitzenlast-Preisbildung zielt darauf ab, die wirtschaftliche Effizienz durch Berechnung der Verbraucherpreise zu ermitteln, welche nahe den Grenzkosten liegen. Dadurch wird das Ziel der Nachfragehöhepunkte zu bestimmten Zeiten mit höheren Preisen belegt. Die folgende Abbildung 3 stellt die Nachfragehöhepunkte (Nachfragekurve D1) zu den Stoßzeiten eines Fitnessstudios am Abend zwischen 17-20 Uhr dar, welche mit höheren Preisen (P1) belegt werden. Zu den Zeitenpunkten der niedrigeren Nachfrage (Nachfragekurve D2) werden auch niedrigere Preise (P2) verlangt.

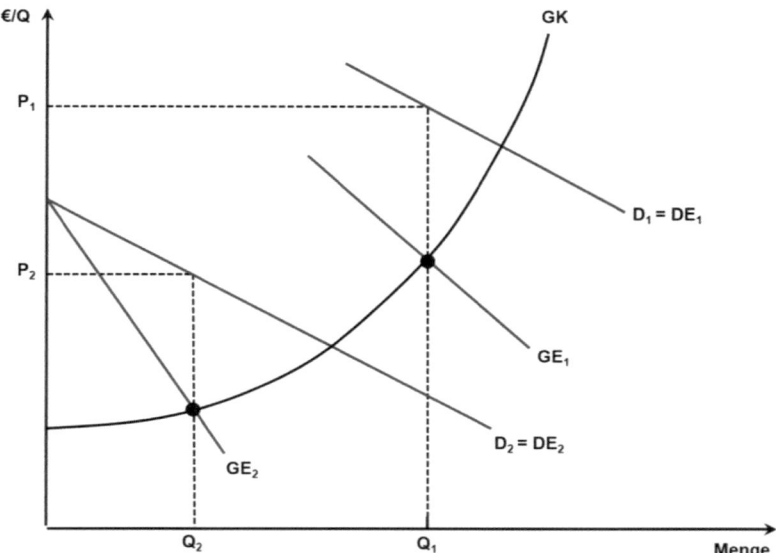

Abbildung 3: Spitzenlast-Preisbildung (modifiziert nach Pindyck & Rubinfeld, 2013, S.558)

Das Fitnesscenter Athletico in Stuckenbrok bietet beispielsweise Fitnesstraining zu unterschiedlichen Zeiten für unterschiedliche Preise an. Zu den Angeboten gehört ein Vormittagtarif, welcher in den frühen Morgenstunden von 4 Uhr bis 13 Uhr zu einem Mitgliedsbeitrag in Höhe von 15,90€ genutzt werden kann. Im Vergleich wird der Ganztagstarif ab einem Mitgliedsbeitrag in Höhe von 20,90€ angeboten.

Ebenfalls wendet auch die Body Factory in der Eifel die Wettbewerbsstrategie der Spitzenlast-Preisbildung an. Auch hier werden Vormittagstarife zu vergünstigten Preisen im Zeitraum von 7 Uhr bis 14 Uhr.

Die Wettbewerbsstrategie der Spitzenlast-Preisbildung wird überwiegend in Einzelunternehmen im Bereich des Gesundheits- und Fitnesstrainings angewendet. In großen Kettenstudios wie Mc Fit, INJOY, Wellyou oder John Reed Fitness ist diese Art von Wettbewerbsstrategie nicht auffindbar.

# 5   Literaturverzeichnis

DSSV (2022). Qualität DIN 33961. Zugriff am 14.07.2022. Verfügbar unter
https://www.dssv.de/qualitaet-din-33961/din-norm-33961/.

Bodyfactory-Eifel (2022). Preise. Zugriff am 19.07.2022. Verfügbar unter
http://bodyfactory-eifel.de/ueber/preise-2/.

Fitness First (2022). Mitgliedschaft. Zugriff am 19.07.2022. Verfügbar unter
https://www.fitnessfirst.de/service/fitness-first-black.

Athletico-Fitnesscenter (2022). Die Preise. Zugriff am 19.07.2022. Verfügbar unter
https://www.athletico-fitnesscenter.de/.

TÜV SÜD (2022). Prüfzeichen für Fitnessstudios. Zugriff am 19.07.2022. Verfügbar
unter https://www.tuvsud.com/de-de/dienstleistungen/produktpruefung-und-produktzer-
tifizierung/zertifikatsdatenbank/z2-401-fitness-studios.

INJOY (2017). Qualität: Auszeichnungen. Zugriff am 21.07.2022. Verfügbar unter
https://www.injoy.de/auszeichnungen.

Akerlof, G.A. (1979). Efficieny wage models of the labor market. Cambrige university
press. New York.

Pindyck, R.S. & Rubinfeld, D.L. (2009). Mikroökonomie (7.Aufl.). Verlag: Pearson
Studium.

Pindyck, R.S. & Rubinfeld, D.L. (2013). Mikroökonomie (8. Aufl.). Verlag: Pearson
Studium.

Stiglitz, J.E. & Walsh, C.E. (2010). Mikroökonomie 1 zur Volkswirtschaftslehre
(4.Aufl.). Verlag: Oldenbourg.

Schlaffke, W. & Plünnecke, A. (2021). Marketing und Vertrieb 1. rev.26.027.000. Deutsche Hochschule für Prävention und Gesundheitsmanagement.

# 6   Abbildungsverzeichnis

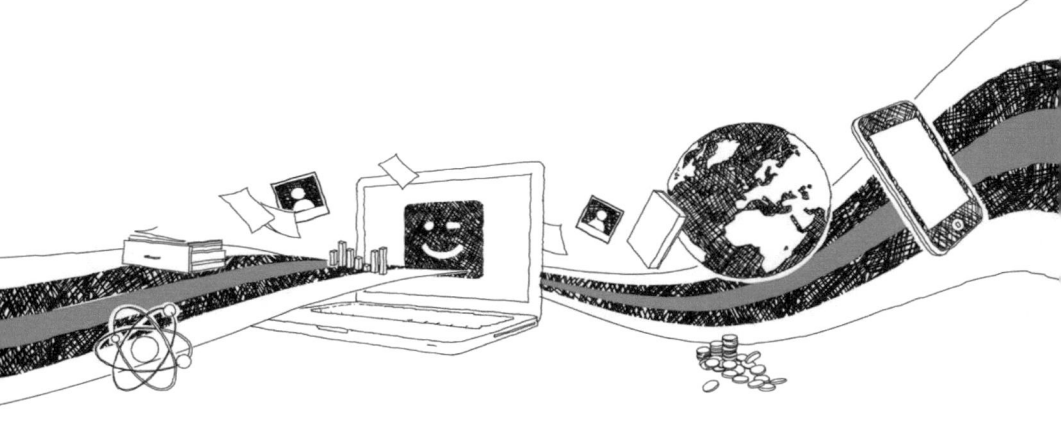
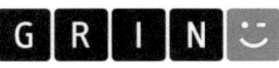